BEI GRIN MACHT SICH IHR WISSEN BEZAHLT

AF137350

- Wir veröffentlichen Ihre Hausarbeit,
  Bachelor- und Masterarbeit

- Ihr eigenes eBook und Buch -
  weltweit in allen wichtigen Shops

- Verdienen Sie an jedem Verkauf

Jetzt bei www.GRIN.com hochladen und kostenlos publizieren

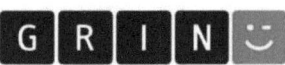

Das CRISPR/CAS-System. Einsatz in der Tumortherapie

Stefanie Mayer

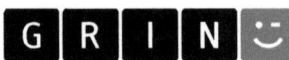

Bibliografische Information der Deutschen Nationalbibliothek:

Die Deutsche Nationalbibliothek verzeichnet diese Publikation in der Deutschen Nationalbibliografie; detaillierte bibliografische Daten sind im Internet über http://dnb.d-nb.de abrufbar.

ISBN: 9783346873248
Dieses Buch ist auch als E-Book erhältlich.

© GRIN Publishing GmbH
Trappentreustraße 1
80339 München

Druck und Bindung: Books on Demand GmbH, Norderstedt Germany
Gedruckt auf säurefreiem Papier aus verantwortungsvollen Quellen

Das Buch bei GRIN: https://www.grin.com/document/1357558

BACHELORARBEIT / BACHELOR'S THESIS

Titel der Bachelorarbeit / Title of the Bachelor's Thesis

Das CRISPR/CAS-System und dessen Einsatz in der Tumortherapie

verfasst von / submitted by

Stefanie Mayer

angestrebter akademischer Grad /
in partial fulfilment of the requirements for the degree of

Bachelor of Science (B.Sc.)

Wien, 2022 / Vienna, 2022

degree programme as it appears on the student record sheet: Bachelorstudium Pharmazie

ABSTRACT

This literary work deals with the use of the CRISPR/Cas system in tumor therapy. The CRISPR/Cas method is based on so-called gene editing. In this process, specific gene sequences can be specifically altered, removed or inserted. CRISPR is an acronym for "Clustered Regular Interspaced Short Palindrome Repeats" and Cas stands for "CRISPR-associated proteins." The CRISPR system has integrated a guide RNA, with the help of which the respective target DNA is recognized and cut by Cas. Now the cell's own repair systems are activated, which join the strands together.

Four types of CRISPR/Cas system are used in tumor therapy, namely CRISPR/Cas-9, CRISPR/Cas-12a, CRISPR/Cas-13a and the method of re-functioning "nuclease defect systems".

Tumor disease is characterized by the transformation of healthy cells into pathological cells, which is triggered by a genetic alteration. If the body is unable to repair these cells, the degenerated cell multiplies uncontrollably.

To achieve successful tumor therapy with the CRISPR/Cas system, there are the anti-tumor targets that the CRISPR system attacks. These targets include oncogenes, cell-death-related genes, epigenetic genes, immune-related genes, viral oncogenes, and Tumor-microenvironment-associated gene targets.

Inhaltsverzeichnis

1. EINLEITUNG

Tumorerkrankungen sind ständige Begleiter unserer Gesellschaft, die gravierende Folgen mit sich bringen können und die Lebensweise der Betroffenen stark einschränkt. Durch die Komplexität der Tumorerkrankung ist die Therapie ebenso aufwändig, fordernd und kompliziert. Im Laufe der Zeit wurden einige Antitumortherapien entwickelt, die unter Umständen starke Nebenwirkungen mit sich bringen und teilweise auch keine Heilung erzielen.

Die Entdeckung und Entwicklung des CRISPR/Cas-Systems schafft eine neue Möglichkeit Tumore zu therapieren, indem Gensequenzen gezielt herausgeschnitten werden können. Die Erforschung der unterschiedlichen Typen dieses Systems und deren Funktionsweisen ist nicht abgeschlossen, die Vielfalt der Anwendungsmöglichkeiten ist bei weitem nicht ausgeschöpft und wird die Forscher*Innen noch viele Jahre begleiten.

Die folgende Arbeit wird in drei Kapitel gegliedert, um die Relevanz des CRISPR/Cas-Systems in der Tumortherapie aufzuzeigen.

Im ersten Abschnitt wird das CRISPR/Cas-System erklärt, indem auf dessen Entwicklung eingegangen, die Funktionsweise dieses Systems dargestellt, sowie die diversen Typen näher erläutert werden.

Im zweiten Abschnitt wird das CRISPR/Cas-System in Zusammenhang mit der Tumortherapie gestellt. Es wird das Thema der Tumorerkrankung näher behandelt und die auslösenden Faktoren beleuchtet. Anschließend wird auf die vier Systeme eingegangen, welche in der Tumortherapie zum Einsatz kommen, nämlich CRISPR/Cas 9, Cas 12a und Cas 13a, sowie die Methode der Umfunktionierung von „Nuklease-Defekt-Systemen" in CRISPR/Cas-basierten Werkzeugen.

Im letzten Abschnitt werden schließlich die Anti-Tumortargets beschrieben, die für eine erfolgreiche Therapie notwendig sind, dazu zählen: (virale) Onkogene, Zelltod-bezogene, epigenetische und immunbezogene Gene, sowie die Tumormikroumgebung-assoziierten Gentargets.

Diese rein literarische Arbeit basiert auf diversen Papers von Wissenschaftler*Innen und dem Buch „*CRISPR/Cas9-Einschneidende Revolution in der Gentechnik*", welche eine gute Grundlage für das Verständnis dieser komplexen Methode bietet.

2. DAS CRISPR/CAS-SYSTEM

Zu Beginn dieser Arbeit wird das CRISPR/Cas-System in den Fokus gestellt. Zuerst werden die Ursprünge kurz erklärt, mit Hilfe deren die Entwicklung des CRISPR-Systems schrittweise vorangegangen ist. Im Anschluss wird die Funktion des CRISPR/Cas-Systems präzise erklärt und die diversen Arten, die sich über die Zeit entwickelt haben, näher erläutert.

2.1. DIE URSPRÜNGE

In der Gentechnik steht schon lange das Entfernen von bestimmten Gensegmenten, die, durch eine Veränderung des Gens, eine Krankheit auslösen können, im Fokus.

Die Ursprünge der molekularen Scheren liegen in den Restriktionsendonukleasen der Bakterien, mithilfe derer sich Bakterien vor Eindringlingen, wie beispielsweise Viren, schützen können. Im Prinzip erkennen die Restriktionsendonukleasen bestimmte Positionen des Virusgenoms und können diese dort schneiden. Problematisch ist, dass diese Enzyme nur sehr kurze Basenpaare erkennen und damit nicht geeignet sind für den Einsatz im menschlichen Genom, da hier der Aufbau des Genoms wesentlich komplexer ist.

Daraufhin wurden die Meganukleasen entdeckt, die aus der Hefe stammen, und erstmals in Pflanzen- und Humanzellen ihren Einsatz fanden. Meganukleasen erkennen ein breiteres Spektrum an Sequenzen und es hat sich gezeigt, dass molekulare Scheren zum zielgerichteten Editieren des Genoms für Pflanzen und Menschen eingesetzt werden können. Der schwierige Teil bei diesem Verfahren ist das sogenannte „Reprogrammieren", also die natürlich vorkommenden Meganukleasen gezielt zu verändern, um verschiedene Gene zu erkennen und zu schneiden. All diese Nachteile werden mit dem System TALEN beseitigt. Hierbei handelt es sich um Transkriptionsaktivator-artigen Endonukleasen von Pflanzenbakterien. Jedoch ist die Entwicklung dieser molekularen Scheren sehr kompliziert und setzt große Kenntnis im Molekularbereich voraus.

Nach all diesen Entdeckungen wurde das CRISPR/Cas-System entwickelt, welches die oben genannten Nachteile verschwinden lässt. Das CRISPR/Cas-System ist ein nützliches Instrument in der heutigen Biomedizintechnik, da es leicht herzustellen, kostengünstig und vielseitig ist. Das in der Natur vorkommende System wird in der Gentechnik dazu angewandt, beliebige Sequenzen aus beliebiger DNA zu schneiden. Diese Funktion bedingt lediglich einer Voraussetzung: die Herstellung einer passenden Leit-RNA, die Cas an die gewünschte Stelle führt. Ein zusätzlicher Vorteil dieser Methode ist, dass Cas unverändert bleibt und nach dem Eingriff kein neues Enzym hergestellt werden muss. Grundsätzlich stammt das CRISPR/Cas-System von den

Abwehrmechanismen der Prokaryonten, also Bakterien und Archaeen, ab, mit denen sie sich vor Eindringlingen schützen können. Wie sich dieser Abwehrmechanismus entwickelt hat, ist ungeklärt, es wird jedoch vermutet, dass er von Transposons abgeleitet wurde. Dies sind sogenannte „springende Gene", die sich im Genom unterschiedlich positionieren können (Cathomen & Puchta, 2018).

2.2. DIE FUNKTION DES CRISPR/CAS-SYSTEMS

Nach einem kurzen Überblick wird nun tiefer in die Materie eingetreten und der Aufbau und die Funktionsweise dieses Systems genau erklärt.

Die Abkürzung CRISPR steht für „Clustered Regular Interspaced Short Palindrome Repeats" und Cas steht für "CRISPR-associated-proteins". Aus den Bezeichnungen ist herauszulesen, dass CRISPR aus gruppierten, kurzen palindromischen Sequenzen besteht und Cas ein Protein ist, dass daran gebunden ist. Dieser Mechanismus wird im Folgenden erklärt (Cathomen & Puchta, 2018).

Anm. der Red.: Die Abb. wurde aus urheberrechtlichen Gründen entfernt.

Abbildung 1: Beispiel palindromische
Sequenz (DocCheck, 2021)

Unter palindromische Sequenzen versteht man kurze, doppelsträngige DNA-Sequenzen, die auf beiden Strängen die gleiche Basenabfolge besitzen (DocCheck, 2021). Zwischen den palindromischen Wiederholungen, befinden sich fremde DNA-Sequenzen, sogenannte „Spacer". Die fremde DNA-Sequenz kann beispielsweise von einem Virus stammen, der den Prokaryonten befallen hat. Nachdem der Prokaryont dem Eindringling ausgesetzt war, werden die Spacer durch Cas-Proteine zwischen den palindromischen Sequenzen eingesetzt. Diese „Spacer" dienen dazu, andere Cas-Proteine zu passenden Sequenzen hinzuleiten und diese zu zerschneiden und somit den Eindringling zu stoppen (Cathomen & Puchta, 2018).

CRISPR wird, während der Immunantwort, in die Vorläufer transkribiert und dadurch entstehen CRISPR-RNA-Formen (crRNA). Die Aufgabe der crRNA ist die Cas-Nukleasen zu den Nukleinbasen der Eindringlinge zu führen, welche homolog zum „Spacer" sind. Am Zielort angekommen, wird die Fremd-DNA von den Cas-Nukleasen gespalten.

Zusätzlich hat der Prokaryont ein Gedächtnis gegenüber diesem Eindringling erlangt und kann bei einem erneuten Angriff sofort handeln. Allerdings ist der genaue Mechanismus, wie die Proteine die jeweiligen Sequenzen erkennen und unterscheiden können unbekannt. Erlangt der

Virus beispielsweise eine Mutation, so wird er vom CRISPR/Cas-System nicht mehr erkannt und der dazugehörige Spacer wird von der Zelle entfernt. Somit kommt es zu ständigen Auswechslungen und Entfernungen der Spacer und damit zu einer großen Vielfalt und Anpassungsfähigkeit (Cathomen & Puchta, 2018).

2.3.   DIE CRISPR/CAS-TYPEN

Die diversen Typen des CRISPR/Cas-Systems kommen dadurch zustande, dass die Prokaryonten die Möglichkeit haben, neue CRISPR/Cas-Systeme von anderen Prokaryonten aufzunehmen und zu vermischen. Momentan wird zwischen sechs verschiedenen CRISPR/Cas-Typen, mit 19 Untertypen, unterschieden. Nicht bei allen Varianten ist die Funktionsweise geklärt, jedoch ist bekannt, dass die Systeme auf verschiedenen Methoden basieren. Im Folgenden wird eine kurze Übersicht der Typen gegeben (Cathomen & Puchta, 2018).

Das CRISPR/Cas-System-Typ II wird im Kapitel „Die Funktion des CRISPR/Cas-Systems" bereits erläutert, hierbei werden die Spacer in RNA-Moleküle umgewandelt, mithilfe deren ein Enzym zur Fremd-DNA geschickt und zerschnitten wird. Der Typ III kommt in der Natur am häufigsten vor, ist jedoch am wenigsten erforscht. Es gibt Andeutungen darauf, dass sich das System nicht auf die eindringende DNA oder RNA konzentriert, sondern auf die Transkription, also das Umschreiben, von DNA in RNA. Die Typ IV-Systeme haben die Zerlegung der RNA statt der DNA im Fokus und beim Typ VI gibt es einen Zusammenhang mit den Enzymen des CRISPR/Cas-Systems, jedoch sind hier die palindromischen Sequenzen und die Einbausysteme der Spacer nicht vorhanden (Cathomen & Puchta, 2018).

3. DAS CRISPR/CAS-SYSTEM IN DER TUMORTHERAPIE

Nach der Entdeckung des CRISPR/Cas-Systems wurde schnell klar, dass diese Methode bei der Behandlung von Tumoren eingesetzt werden kann. In der Tumortherapie werden bisher drei CRISPR/Cas-Systemen zum Einsatz gebracht, und zwar Cas9, Cas12a, Cas13a und deren Verwandten. Diese Verfahren werden im Folgenden näher betrachtet und geschildert, nachdem die Tumorerkrankung erklärt wurde.

3.1. DIE TUMORERKRANKUNG

In diesem Kapitel wird die Tumorerkrankung definiert und näher erläutert, indem auf die Entstehung eines Tumors eingegangen wird und dessen auslösende Faktoren aufgezeigt werden.

Bei der Tumorerkrankung handelt es sich um menschliche Zellen, die, durch diverse Faktoren, in pathologische Gewebe oder Tumorbausteine umgewandelt werden. Die Entstehung eines Tumors wird ausgelöst durch eine genetische Veränderung einer Zelle an einer bestimmten Stelle im Körper, wodurch sich eine Geschwulst bildet. Der Körper kann diese Schädigung meistens reparieren, falls dies jedoch nicht gelingt, vermehrt sich die entartete Zelle unkontrolliert und vererbt ihre Veränderung an die Tochterzellen weiter. Dadurch wächst der Tumor in gesundes Gewebe ein und kann dadurch die Funktion von Geweben und Organen stören, so weit bis schließlich der Tod eintreten kann.

Anm. der Red.: Die Abb. wurde aus urheberrechtlichen Gründen entfernt.

Abbildung 2: Verbreitung des Tumors (lila) (Inter-net-Redaktion des Krebsinformationsdienstes, 2021)

Die menschlichen Zellen selbst sind jedoch nicht bösartig, sondern der entstandene Tumor hemmt oder verändert Mechanismen, die das Zellwachstum koordinieren, um so gesunde Zellen und essenzielle Nährstoffe für den Tumor zu rekrutieren (Internet-Redaktion des Krebsinformationsdienstes, 2021).

Prinzipiell werden Tumore als benig, semimalig und malig klassifiziert. Benigne Tumore sind gutartig, das heißt sie führen zu keiner Zerstörung des umliegenden Gewebes, sondern nur zu einer Verdrängung des Gewebes und sie verteilen sich nicht im Körper. Als Zwischenstufe gibt es die semimaligen Tumore, also halbbösartig, die zwar in das benachbarte Gewebe einwachsen, aber keine Metastasen bilden. Zuletzt gibt es noch die malignen Tumore, die bösartig sind, anderes Gewebe zerstören und Metastasen bilden. Unter dem Begriff Metastasen versteht man die durch Wanderung der Zellen von dem Ursprungsort hin zu anderen Organen oder Geweben neu entstandenen Geschwulste. Die Verbreitung der Zellen kann über verschiedene Wege stattfinden: lymphogen (über die Lymphe), hämatogen (über das Blut) und kavitär (über eine benachbarte Körperhöhle) (Internet-Redaktion des Krebsinformationsdienstes, 2021).

Heutzutage ist der Mensch im Alltag vielen Faktoren ausgesetzt, die krebserregend sind beziehungsweise die Krebsentstehung fördern können. Meistens ist nicht nur ein Faktor an der Tumorerkrankung beteiligt, sondern ein Komplex aus mehreren Faktoren. Prinzipiell unterscheidet man zwischen internen und externen Faktoren. Schon im genetischen Code eines Menschen kann festgelegt sein, ob die Wahrscheinlichkeit, eine Tumorerkrankung zu erlangen, hoch oder gering ist. Zudem können externe Faktoren diese vererbte Veranlagung verstärken, indem sie zelluläre Mechanismen stören oder Mutationen im Genom verursachen. Zu diesen Faktoren zählen beispielsweise Alkoholkonsum, Rauchen, Sonneneinstrahlung, Virusinfektionen, Chemikalien und Strahlung. Zusätzlich ist ein ungesunder Lebensstil krebsfördernd. Darunter fällt beispielsweise falsche Ernährung, Übergewicht, körperliche Inaktivität und Stress. Manche Tumore sind geschlechterspezifisch oder haben ein gehäuftes Vorkommen im Alter. Im Endeffekt ist die Ursache einer Tumorerkrankung schwer festzustellen. Es können Schätzungen und Ideen abgegeben werden, jedoch fehlt meistens der wissenschaftliche Beweis (Berufsverband Deutscher Internistinnen und Internisten, o.D.).

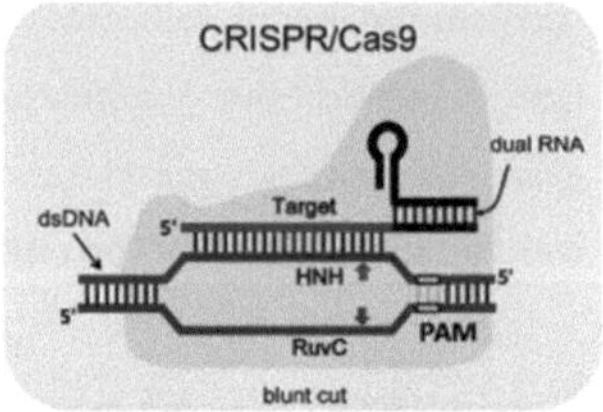

Abbildung 3: CRISPR/Cas-9 (Song et al., 2021)

3.2. CRISPR/CAS9-SYSTEM

Das Protein Cas9 ist eine crRNA gesteuerte Endonuklease, die aus Nukleasedomänen besteht und somit die Spaltung einer doppelsträngigen DNA bewerkstelligen kann. Für die Bildung des Ribonukleoprotein-Komplexes wird eine transaktivierende RNA gebraucht, damit die Transkription aktiviert werden kann. Die meistverwendete Form des CRISPR/Cas9-Systems als gentechnisches Werkzeug ist das SpCas9, das von Streptococcus pyogenes abstammt. Das SpCas9 ist in der Lage direkt auf die DNA zu zielen, indem es das Protospacer-angrenzende Motiv (=PAM) erkennt. Cas9 schneidet die DNA und es kommt zum DNA-Editing durch den NHEJ- oder HDR-Weg. Die verwandten Systeme des SpCas9, die sogenannten Orthologen, besitzen unterschiedliche PAM-Erkennungskapazitäten, wodurch das Spektrum des gewünschten Zielortes erweitert werden kann. Beispiele hierfür sind SaCas9, vorkommend in Staphylococcus aureus und CasX. Orthologen differenzieren sich in Größe und Effizienz bei der Gen-Editierung. Im Fokus der Forschung liegt momentan die Suche nach höherer Standortspezifität und Bearbeitungseffizienz, sowie der erleichterte Umgang mit den CRISPR/Cas-Systemen. Problematisch sind weiterhin die Off-Targets, also das Schneiden von Genen, die nicht der gewünschten Zielsequenz entsprechen. Dies könnte unter Umständen gravierende Folgen für den Patienten / die Patientin haben (Song et al., 2021).

3.3. CRISPR/CAS12a-SYSTEM

Dieses System ist eine Erweiterung des CRISPR/Cas9-Systems. Cas12a ist ebenso auf DNA fokussiert zur Veränderung des Genoms. Dieses Protein erzeugt, im Gegensatz zu den glatten Enden des Cas9, gestaffelte Enden mit einem speziellen Muster und eigener PAM-Sequenz, was den Einbau der DNA

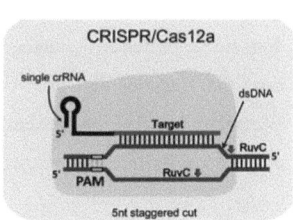

Abbildung 4: CRISPR/Cas-12a (Song et al., 2021)

in einer präzisen Orientierung wesentlich erleichtert. Zusätzlich entfällt die Notwendigkeit einer transaktivierenden RNA, da es sich hierbei um crRNA-gesteuerte Enzyme handelt, die die prä-crRNA-Prozessierung ohne Hilfe durchführen können. Zusätzlich wurde die Standortspezifität erhöht, indem Varianten gebildet wurden, die auf weitere, diverse PAM-Sequenzen abzielen (Song et al., 2021).

3.4. CRISPR/CAS13a-SYSTEM

Eine neuere Entdeckung, die sich auf RNA spezialisiert, ist das CRISPR-System in Kombination mit dem Cas13a-Protein. Nachdem Cas13a die Zielsequenz erkannt und gebunden hat, wir die sogenannte „kollaterale Spaltung" zu den nicht gewünschten RNA-Sequenzen aktiviert. Der Mechanismus da-

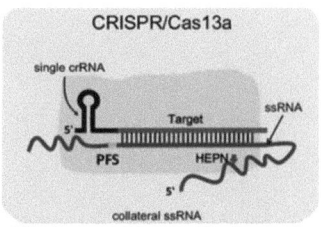

Abbildung 5: CRISPR/Cas-13a (Song et al., 2021)

hinter ist bis dato unbekannt. Die Anwendung dieses Systems findet sich im biomedizinischen Bereich wieder, als Nachweis von definierten Sequenzen viraler RNA, aber auch tumorzirkulierender RNA. Jene Systeme, die sich auf die RNA konzentrieren, sind potenzielle Therapieansätze in der Tumortherapie, da sie unerwünschte RNA-Moleküle manipulieren können (Song et al., 2021).

3.5. CRISPR/dCAS9-SYSTEM

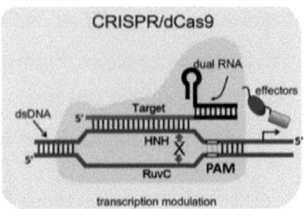

Zusätzlich zu den eben geschilderten Systemen, gibt es die Möglichkeit der Umfunktionierung von sogenannten „Nuklease-Defekt-Systeme" in CRISPR-basierten Werkzeugen, indem sie mit Effektordomänen oder Proteinen fusioniert werden. Ein Beispiel für solch ein überarbeitetes CRISPR/Cas-

Abbildung 6: Umfunktionierung Nuklease-Defekt-Systeme (Song et al., 2021)

Werkzeug, ist die Umwandlung von CRISPR/Cas9 in einen Transsupressor, mit dem die Transkription in Zielgenen unterdrückt werden kann (Song et al., 2021).

4. ANTI-TUMOR-TARGETS

Im folgenden Kapitel werden die verschiedenen Anti-Tumor-Targets vorgestellt. Diese sind essenziell für eine erfolgreiche Antitumortherapie unter Verwendung des CRISPR-Systems, da somit das Maximum der Wirksamkeit und das Minimum der Toxizität gewährleistet wird. Ein wichtiger Faktor ist hierbei die Interaktion zwischen Wirt, Tumor und Umgebung.

Durch eine neuartige Sequenzierung, der sogenannten „Next-Generation-Sequencing"-Technologie, kann durch schnelle und kostengünstige Profilierung des Tumors neue Daten über das Genom gefunden werden, die von den CRISPR/Cas-Systemen genutzt werden können (Song et al., 2021).

4.1. ONKOGENE

Onkogene entstehen durch die Mutation von sogenannten Protoonkogenen. Diese Vorstufen steuern Zellteilung und -wachstum, sowie die Entwicklung der Gewebearten. Die entstandenen Onkogene sind krebserzeugend, indem sie die Teilung der Zellen fördern. Dies geschieht meist durch Bildung von Wachstumsfaktoren beziehungsweise deren Rezeptoren (Berufsverband Deutscher Internistinnen und Internisten, o.D.).

Infolgedessen sind in einer Tumorzelle zahlreiche Onkogene vorhanden, die als aktivierte Form für das Überleben und die Vermehrung von Zellen sorgen. Im Normalfall haben Zellen, bei denen eine veränderte Funktion aufgekommen ist, beziehungsweise nicht funktioniert, einen Mechanismus, der die Apoptose, also den Zelltod, auslöst.

Onkogene sind somit zu beliebten Angriffspunkten in der CRISPR/Cas-Therapie geworden. Proteine, wie Kras und Myc, werden von speziellen Onkogenen kodiert, denen jedoch eine aktive Bindungsstelle fehlt. Den Proteinen wird eine Mutation durch das CRISPR/Cas-System eingebracht und somit kommt es zur Unterdrückung des Tumorwachstums, aber auch zur schnellen Regression bei beispielsweise Lungenkrebs (Song et al., 2021).

4.2. ZELLTOD-BEZOGENE GENE

Viele Tumorarten besitzen eine Resistenz gegenüber der Apoptose. Diese Resistenz-Gene werden vor allem in der Tumorzelle exprimiert. Dieses Merkmal wird nun eingesetzt, um die Krebszellen direkt abzutöten, indem das Gen durch CRISPR/Cas9 zerstört wird und es somit zur Hemmung des Wachstums beziehungsweise Metastasierung kommt. Hierbei hängt die Gen-Editierung mit der sogenannten Autophagie und Nekroptose zusammen (Song et al.,

2021). Bei der Autophagie werden gewisse Zellbestandteile selbst verdaut, in ihre Grundbausteine zerlegt und so wiederverwertet (Lenzen-Schulte & Zylka-Menhorn, 2016). Unter dem Begriff Nekroptose versteht man eine Art programmierte Nekrose, die eine Alternative zur Apoptose darstellt und bei beispielsweise viralen Infektionen auftritt (Vucur et al., 2014).

4.3. EPIGENETISCHE GENE

Unter dem Begriff der Epigenetik wird eine vererbte Änderung des Phänotyps verstanden, wobei der Genotyp aber unverändert bleibt. Eine wichtige Rolle spielt dies bei der Entwicklung von Mammalia, wobei die Genaktivität durch zeitliche und räumliche Aspekte kontrolliert werden kann. Durch epigenetische Prozesse können jedoch auch normale, gesunde Zellen eine bösartige Transformation durchlaufen, was zu dem Begriff der „Krebsepigenetik" führt.

Die Genexpression bei Krebs wird verändert durch (epi)-genetische Veränderungen in der DNA, dies sind beispielsweise die Methylierung der DNA, Mikro-RNAs und modifizierte Nukleosomen, sowie Histone (Ilango et al., 2020). Diese epigenetischen Veränderungen stellen ein wichtiges Ziel für die Antitumortherapie dar, indem mit CRISPR/Cas9 die relevanten Gene geschnitten werden und somit die Expression unterdrückt wird. Solch ein Gen kann zum Beispiel für eine Resistenz gegenüber bestimmten Zytostatika verantwortlich sein, die jedoch durch das Unterdrücken des Gens gehemmt ist (Song et al., 2021).

4.4. IMMUNBEZOGENE GENE

Unser Immunsystem überwacht durchgehend das Gewebe und sucht nach krankhaften Veränderungen, daran sind besonders T-Zellen und Natürliche Killerzellen beteiligt. Wird ein Anzeichen auf eine Mutation gefunden, so werden die veränderten Zellen beseitigt. Jedoch kann der Tumor das Immunsystem zu seinen Gunsten ausnutzen, indem er sein Wachstum beschleunigt und so unsichtbar für die Immunzellen wird. Dieser Prozess wird als „Immun-Editing" bezeichnet (Henn, 2020). Die andere Möglichkeit ist die sogenannte „Immunevasion", wobei das Immunsystem von den Tumorzellen gezielt abgeschaltet wird. Dies kann durch zwei Wege geschehen. Entweder programmiert der Tumor das Immunsystem so um, dass die Zellen ihn nicht bekämpfen, sondern schützen oder es werden Transmitter ausgeschüttet, die das Immunsystem hemmen. Dieser Vorgang funktioniert, da es im Körper unterschiedliche Arten von T-Zellen gibt: Effektor- und Regulatorische – T-Zellen. Ersteres ist für die Bekämpfung zuständig, das Zweite schaltet die Immunantwort ab, durch Produktion von Botenstoffen, um eine Überreaktion des Immunsystems zu unterbinden. An diesem Punkt setzt das CRISPR/Cas9-System an, indem es entweder die Eigenschaften des Immunsystems verstärkt, die Unterbrechung des programmierten Zelltodes verbessert oder das CD47, was sich auf der Oberfläche von Leukozyten befindet, zerstört (Song et al., 2021).

4.5. VIRALE ONKOGENE

Eine Reihe von Hochrisikovirusarten wird als sogenannte onkogene Viren bezeichnet, die das Wachstum des Tumors begünstigen können. Hierzu gehören zum Beispiel das Humane-Papillomvirus, das Humane-Immundefizitvirus oder auch Hepatitis-Viren. Die Viren können sich im Körper einnisten oder auch zu Zellschäden führen, was das gesundheitserforderliche Gleichgewicht zwischen sich teilenden und sterbenden Zellen negativ beeinflusst, indem die Wachstumskontrolle ausfällt und somit auch der programmierte Zelltod. Infolgedessen können die Zellen ungehindert wachsen und so entstehen entartete Tumorzellen (Internet-Redaktion des Krebsinformationsdienstes, 2016). Das CRISPR/Cas-System wird eingesetzt, um die Schlüsselsequenzen der viralen Onkogene zu zerstören und so den Zelltod auszulösen (Song et al., 2021).

4.6. TUMORMIKROUMGEBUNG-ASSOZIIERTE GENTARGETS

Tumorzellen werden von einem gewissen Milieu umgeben, der sogenannten Tumormikroumgebung, welches eine zentrale Rolle beim Tumorwachstum und Metastasenbildung spielt. Im Laufe der Tumorerkrankung werden die Tumorzellen dazu befähigt, sich über Blutbahn und Lymphgefäße fortzubewegen, die sogenannten Metastasen. Dies wird durch die lokale Mikroumgebung induziert, was unter anderem aus blut- und lymphatischen Endothelzellen, Muskelzellen und Immun- und Entzündungszellen besteht (Kaulitzki, 2017). Als Beispiel wird hier der VEGF (=vascular endothelial growth factor) genannt, der ein essenzieller Faktor in der Tumorangiogenese ist, also die Neubildung von Blutgefäßen zur Versorgung des Tumors. CRISPR/Cas9 wird gezielt auf den VEGF-A gerichtet und so kann das Wachstum des Tumors gehemmt werden, indem die Angiogenese reduziert wird. Diese Art von Anti-Tumor-Therapie wird vor allem in Kombination mit anderen therapeutischen Maßnahmen, wie beispielsweise Chemotherapie, verwendet, um ein besseres Ergebnis zu erzielen (Song et al., 2021).

5. CONCLUSIO

Schlussfolgernd ist zu sagen, dass das CRISPR/Cas-System eine herausragende Alternative zu üblichen Tumortherapien darstellt, sowie viele Vorteile gegenüber dessen Vorgängern mit sich bringt, wie beispielsweise die einfache Herstellung verbunden mit geringen Kosten und die Vielseitigkeit in der Anwendung. Hierbei wird lediglich eine passende Leit-RNA benötigt, um das Cas-Protein an die gewünschte Stelle zu führen und zusätzlich wird das Enzym bei der Anwendung nicht zerstört, wodurch die Möglichkeit des Recyclings besteht. Die Faszination hinter diesem System ist, dass der Mechanismus bereits von Prokaryonten angewandt wird und Forscher*Innen die Bedeutsamkeit dahinter entdeckt und für die Therapie von Krankheiten erweitert haben.

Zu beachten ist, dass das CRISPR/Cas-System zu dem Gebiet der Gentherapie zählt und damit das menschliche Genom aktiv manipuliert wird. Hierbei müssen die ethischen Hintergründe immer berücksichtigt und die Auswirkungen auf die Zukunft im Auge behalten werden. Im Angesicht der Ethik ist zu vermerken, dass Maßnahmen gesetzt werden müssen, damit das System nicht in falsche Hände gerät, da die Anwendung eine gewisse Macht mit sich trägt. Zu begründen ist dies durch die Verwendung des CRISPR/Cas-Systems im nicht medizinisch notwendigen Einsatz.

Die Vielseitigkeit der Anwendung und die genaue Funktionsweise des CRISPR/Cas-Systems bringt jedoch weiterhin Lücken mit sich, mit denen sich zahlreiche Forscher*Innen noch viele Jahre beschäftigen werden. Momentan sind die im Kapitel 4 beschriebenen Targets wichtige Angriffspunkte für das CRISPR/Cas-System, wobei sich die Anzahl der Targets durch Erforschung ständig erweitern kann. Grundsätzlich gilt das CRISPR/Cas-System als Hoffnungsträger für die Heilung diverser Krankheiten, speziell in der Tumortherapie. Der Einsatz des CRISPR/Cas-Systems war eine bahnbrechende Entdeckung.

Quellenverzeichnis

Berufsverband Deutscher Internistinnen und Internisten. (o. D.). *Proto-Onkogene und Onkogene*. Internisten im Netz. Abgerufen am 27.Oktober 2021, von https://www.internisten-im-netz.de/glossar/begriff/proto-onkogene-und-onkogene.html

Berufsverband Deutscher Internistinnen und Internisten. (o. D.). *Risikofaktoren für Krebs*. Internisten im Netz. Abgerufen am 27.Oktober 2021, von https://www.internisten-im-netz.de/krankheiten/krebs/risikofaktoren-fuer-krebs/

Cathomen H. & Puchta, T. (Hrsg.). (2018). *CRISPR/Cas9-Einschneidende Revolution in der Gentechnik*. Springer-Verlag Gmbh Deutschland, ein Teil von Springer Nature 2018.

DocCheck Community GmbH. (2021, 20. März). *Palindromische Sequenz*. https://flexikon.doccheck.com/de/Palindromische_Sequenz

Dr. Henn, V. (2020, 30. Jänner). *Krebs – ein Versagen des Immunsystems?* Wissensschau. https://www.wissensschau.de/krebs_tumor/krebs_immunsystem_onkogen.php

Dr. med. Lenzen-Schulte, M. & Dr. med. Zylka-Menhorn, V. (2016, 7. Oktober). *Autophagie: „Selbstverstümmelung" als Überlebensstrategie*. Deutsches Ärzteblatt. https://www.aerzteblatt.de/archiv/182779/Autophagie-Selbstverstuemmelung-als-Ueberlebensstrategie

Ilango, S., Paital, B., Jayachandran, P., Padma, P. R., & Nirmaladevi, R. (2020, 1. März). *Epigenetic alterations in cancer*. Frontiers in Bioscience (Landmark Edition). https://pubmed.ncbi.nlm.nih.gov/32114424/

Internet-Redaktion des Krebsinformationsdienstes. (2016, 18. Oktober). *Viren und weitere Krankheitserreger als Krebsauslöser. Können Impfungen schützen?* Deutsches Krebsforschungszentrum. https://www.krebsinformationsdienst.de/vorbeugung/risiken/viren.php

Internet-Redaktion des Krebsinformationsdienstes. (2021, 5. Juli). *Wie entsteht Krebs? Wenn aus gesunden Zellen Tumorzellen werden.* Deutsches Krebsforschungszentrum. https://www.krebsinformationsdienst.de/tumorarten/grundlagen/krebsentstehung.php

Internet-Redaktion des Krebsinformationsdienstes. (2021, 5. Juli). *Was ist Krebs?* Deutsches Krebsforschungszentrum. https://www.krebsinformationsdienst.de/tumorarten/krebs-tumor-metastasen-definition.php

Kaulitzki, S. (2017, 8. August). *Understanding and fighting metastasis by modulating the tumour microenvironment through interference with the protease network.* CORDIS. https://cordis.europa.eu/article/id/90428-the-microenvironment-in-cancer-metastasis/de

Song, X., Liu, C., Wang, N., Huang, H., He, S., Gong, C., & Wei, Y. (2021). *Delivery of CRISPR/Cas systems for cancer gene therapy and immunotherapy.* In Advanced Drug Delivery Reviews (Vol. 168, pp. 158–180). Elsevier B.V. https://doi.org/10.1016/j.addr.2020.04.010

Vucur, M., Reisinger, F., Gautheron, J., Vargas Cardenas, D., Roderburg, C., Tacke, F., Trautwein, C., Heikenwälder, M., & Luedde, T. (2014). *Die RIP3-abhängige Nekroptose inhibiert die inflammatorische Hepatokarzinogenese durch eine Hemmung der Caspase-8- und JNK-abhängigen kompensatorischen Zellproliferation.* Zeitschrift Für Gastroenterologie. https://www.thieme-connect.com/products/ejournals/abstract/10.1055/s-0033-1360961

Abbildungsverzeichnis

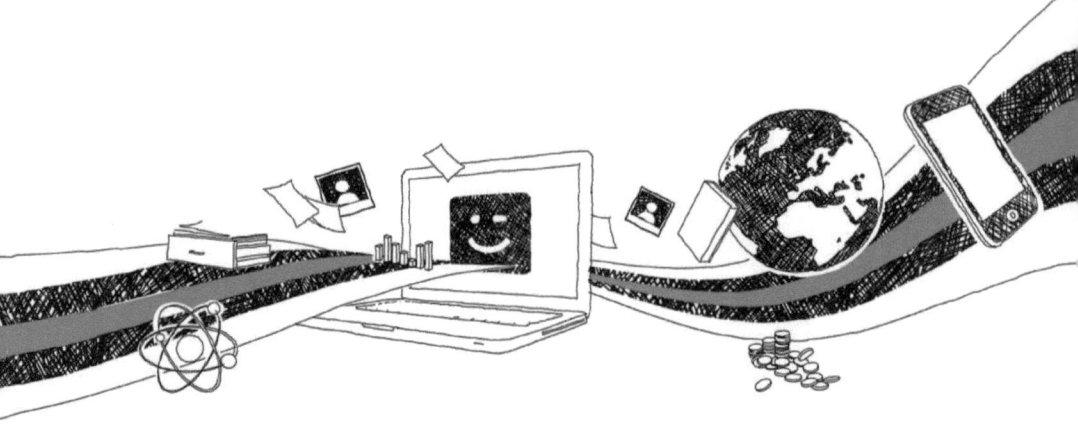
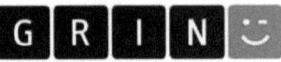